BEI GRIN MACHT SICH IHR
WISSEN BEZAHLT

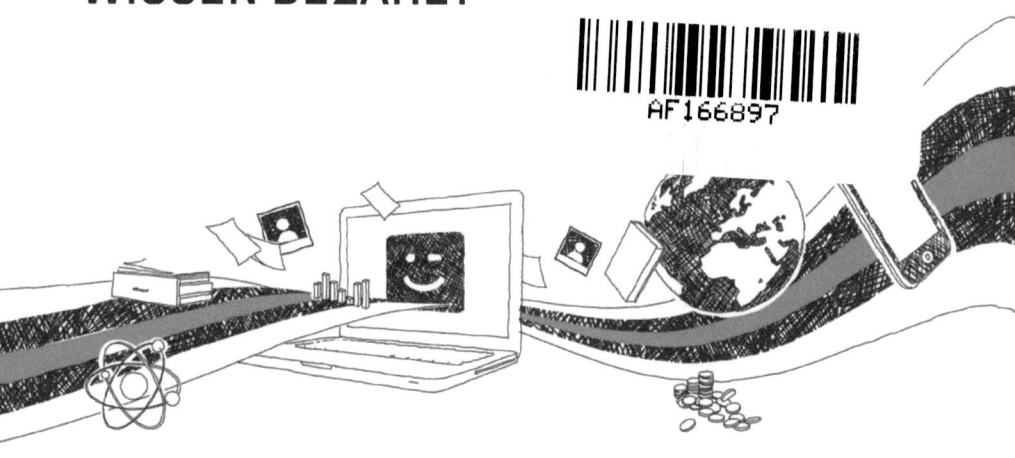

- Wir veröffentlichen Ihre Hausarbeit,
  Bachelor- und Masterarbeit

- Ihr eigenes eBook und Buch -
  weltweit in allen wichtigen Shops

- Verdienen Sie an jedem Verkauf

Jetzt bei www.GRIN.com hochladen
und kostenlos publizieren

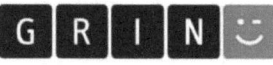

Organe und das Hormonsystem, der Herz-Kreislauf-Schock und die anaphylaktische Reaktion

Katharina Gross

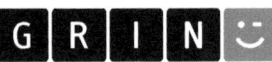

Bibliografische Information der Deutschen Nationalbibliothek:

Die Deutsche Nationalbibliothek verzeichnet diese Publikation in der Deutschen Nationalbibliografie; detaillierte bibliografische Daten sind im Internet über http://dnb.d-nb.de abrufbar.

ISBN: 9783346336552
Dieses Buch ist auch als E-Book erhältlich.

© GRIN Publishing GmbH
Nymphenburger Straße 86
80636 München

Druck und Bindung: Books on Demand GmbH, Norderstedt Germany
Gedruckt auf säurefreiem Papier aus verantwortungsvollen Quellen

Das vorliegende Werk wurde sorgfältig erarbeitet. Dennoch übernehmen Autoren und Verlag für die Richtigkeit von Angaben, Hinweisen, Links und Ratschlägen sowie eventuelle Druckfehler keine Haftung.

Das Buch bei GRIN: https://www.grin.com/document/981214

Einsendeaufgabe

Medizinische Grundlagen

SRH Fernhochschule – The Mobile University

Modul: Medizinische Grundlagen (Wahlbereich)

Studiengang: B. Sc. Psychologie

Vorgelegt von: Katharina Gross

Inhaltsverzeichnis

Abkürzungsverzeichnis

ACTH	Adrenocorticotropes Hormon
BZ	Blutzucker
HVL	Hypophysenvorderlappen
HMV	Herzminutenvolumen
HZV	Herzzeitvolumen
IgE	Immunglobulin E
KHK	Koronare Herzkrankheit
LVEF	Links-Ventrikuläre Ejektionsfraktion
MRSA	Methicillin-resistenter Staphylococcus aureus
NN	Nebenniere
NNM	Nebennierenmark
NNR	Nebennierenrinde
RAAS	Renin-Angiotension-Aldosteron-System
SIRS	Systemic Inflammatory Response Syndrome)
T3	Trijodthyronin
T4	Tetrajodthyronin (Thyroxin)
TSH	Thyreoidea Stimulierendes Hormon
ZNS	Zentrales Nervensystem

Abbildungsverzeichnis

Tabellenverzeichnis

1 Organe im Dienst des Hormonsystems und dazugehörige Beispiele

1.1 Der Hypophysenhinterlappen – das Hormon Oxytozin

Die Hypophyse (Glandula pituiria, Hirnanhangsdrüse) ist etwa haselnussgroß und wiegt zwischen 0,1 und 4 Gramm. Wie die Abbildung zeigt, wird sie unterhalb des Hypothalamus lokalisiert und in zwei Teile einen Vorder- (Adeno-) und einen Hinterlappen (Neurohypophyse) differenziert.

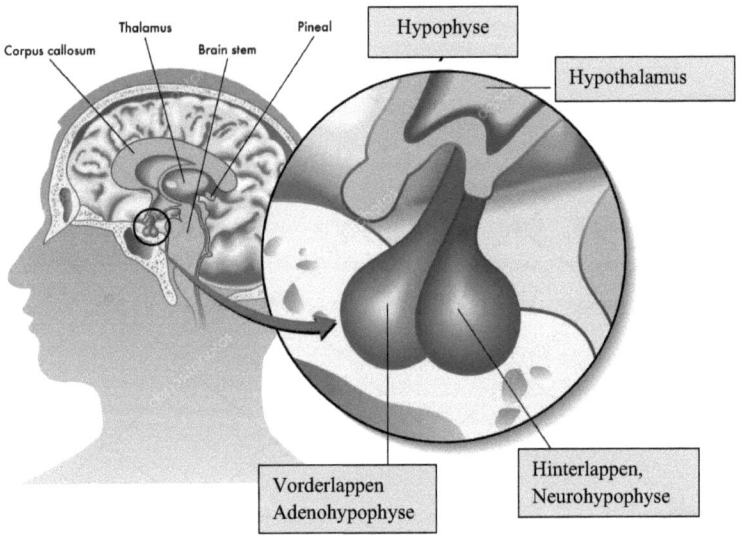

Abbildung 1:   *Position der Hypophyse im menschlichen Gehirn*
(Quelle: Leicht veränderte Darstellung nach: https://de.depositpho-
tos.com/vector-images/hypothalamus.html?qview=65937049, 28.10.2020).

Oxytozin ist ein Hormon des Hypophysenhinterlappens (Neurohypophyse) und ein so genanntes Peptidhormon, das aus neun Aminosäuren besteht. Es ist an mehreren physiologischen Prozessen maßgeblich beteiligt. So etwa an der Einleitung der Wehentätigkeit, wobei Oxytozin zu Geburtsbeginn die rhythmischen Kontraktionen der glatten Gebärmuttermuskulatur auslöst (Birbaumer/Schmidt, 2006, S. 128; Schandry, 2016, S. 189). Oxytozin wird außerdem bei zu schwachen Wehen als sogenanntes „wehenförderndes Mittel" eingesetzt.

Nach der Geburt werden durch das Saugen des Neugeborenen an der Brust der Mutter die Mechanorezeptoren der Brustwarzen (Mamillen) gereizt. Diese Reizung aktiviert auf nervalem Wege die Oxytozin-produzierenden Neuronen des Hypothalamus und es kommt zur Ausschüttung von Oxytozin. Dabei handelt es sich um eine „bolusartige Freisetzung", wodurch der Prozess der Milchejektion erfolgt (Birbaumer/Schmidt, 2006, S. 128; Schandry, 2016, S. 189).

Gleichzeitig kommt es durch den Saugreflex zu einer erhöhten Aufmerksamkeit der Mutter auf ihr Kind, welche die Bindung zwischen Mutter und Kind entstehen lässt und festigt. Im Tierversuch konnte außerdem nachgewiesen werden, dass Muttertiere ihre Aufmerksamkeit und ihr Interesse durch den Anstieg von Oxytozin auf ihr Junges lenken (Birbaumer/Schmidt, 2006, S. 147). Das Hormon bewirkt sogar bei jungfräulichen Ratten, denen Oxytozin intrazerebral injiziert wurde, ein intensiveres Brutpflegeverhalten. Aber auch beim Menschen konnte durch ein oxytozinhaltiges Nasenspray nachgewiesen werden, dass der Blickkontakt häufiger gesucht wird und die Vertrauensbereitschaft steigt. Außerdem nimmt das empathische Verhalten zu, das Erinnerungsvermögen für Gesichter verbessert sich, das Verhalten wird großzügiger und Angst und Stress werden reduziert (Schandry, 2016, S. 189).

Dennoch ist Oxytocin allem Anschein nach auch ein Stresshormon, wenn Stress in Verbindung mit Hilflosigkeit steht (Schandry, 2016, S. 189-190). Tierversuche zeigen, dass es in besonders belastenden Situationen zu einer wesentlich erhöhten Ausschüttung von Oxytozin kommt. Kennzeichnend für diese Experimente ist die Hilflosigkeit, denen die Tiere ausgesetzt wurden. Wird der Aspekt der Hilflosigkeit hingegen weggelassen, ändert sich der Oxytozinspiegel nicht bedeutsam (Schandry, 2016, S. 190). Es wird vermutet, dass die Oxytozinausschüttung die unangenehmen physiologischen und psychischen Begleiterscheinungen dämpft.

Auch die Uteruskontraktionen während der Geburt und beim Sexualverkehr stehen in engem Zusammenhang mit der Ausschüttung von Oxytozin. Es steigert das Bindungsgefühl von Erwachsenen u. a. deshalb, weil es während der Reizung von Sexualorganen zu einer erhöhten Konzentration von Oxytozin an den Synapsen der Geschlechter kommt (Birbaumer/Schmidt, 2006, S. 147).

Werden Mäusen im Tierversuch die Gene entzogen, die für die Synthese von Oxytozin und Vasopressin benötigt werden, ist das Resultat eine „soziale Amnesie". D. h. die Tiere können oder wollen ihre Partner nicht mehr erkennen (Birbaumer/Schmidt, 2006, S. 147).

Dass Oxytocin die Bindungsfähigkeit mitsteuert, zeigt sich auch daran, dass monogam lebende Tiere eine höhere Anzahl an Oxytozin-Rezeptor-Bindungsorten in Bereichen des limbischen Systems und des Hypothalamus aufweisen. In Verbindung mit opioiden Peptiden und Opioidstrukturen hat Oxytozin eine belohnende Wirkung (Birbaumer/Schmidt, 2006, S. 147).

Die Synthese von Oxytozin findet v. a. im Nucleus paraventricularis und dem Nucleus supraopticus des Hypothalamus statt. Von dort aus wird das Oxytozin über Axone in den Hypophysenhinterlappen transportiert. Anschließend verlässt es den Hypophysenhinterlappen und tritt in den Blutkreislauf ein. Aber auch im limbischen System und in den autonomen Kernen des Hirnstamms ist Oxytozin vorhanden.

Schandry (2016, S. 189) führt an, seit etwas über 20 Jahren werden die Oxytozinwirkungen intensiv erforscht und inzwischen sei bekannt, dass vom vorderen Hypothalamus zahlreiche Fasern zu anderen Hirngebieten verlaufen, in denen sich Rezeptoren für Oxytozin befinden. Beispiele hierfür sind der Hippocampus, die Amygdala, bestimmte Hirnstammregionen und Rückenmarksgebiete.

1.2 Die Nebennierenrinde und ihre drei Hormone in der Übersicht

Die Nebenniere (NN, Glandula suprarenalis) ist ein Nachbarorgan der Niere. Wie die lateinische Bezeichnung zeigt, liegt die NN oberhalb der Niere. Beide Organe sind gemeinsam in einer Fettkapsel (Capsula adiposa renis) und in Bindegewebe (Fascis renis) eingeschlossen (Bruhn, 2011, S. 68).

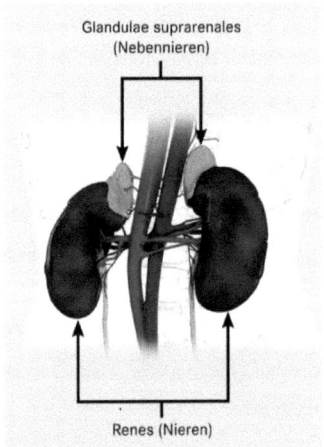

Abbildung 2:   Lage der Nebennieren oberhalb der Nieren
(Quelle: https://www.deutsche-apotheker-zeitung.de/daz-az/2011/daz-15-2011/die-nebennieren-kleine-druesen-mit-grosser-bedeutung, 28.10.2020)

Die NN wird anatomisch nochmals unterteilt: Im Inneren befindet sich das Nebennie-renmark (NNM, Medulla glandulae suprarenalis), welches von der Nebennierenrinde (NNR) umschlossen ist.

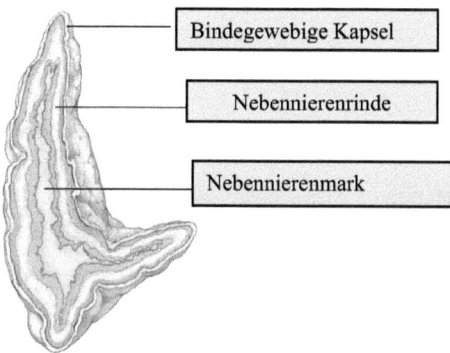

*Abbildung 3:   Querschnitt der Nebennieren: Nebennierenmark und Nebennierenrinde
(Quelle: Leicht verändert nach Achermann, 2016, https://www.eesom.com/hor-monsystem/nebenniere/nebennierenmark/, 28.10.2020).*

Die Nebennierenrinde (NNR) wiederum wird abermals in Zonen differenziert. Sie be-steht aus drei Schichten, die jeweils andere Steroidhormone produzieren (Abbildung 3). Sie werden im Folgenden erläutert.

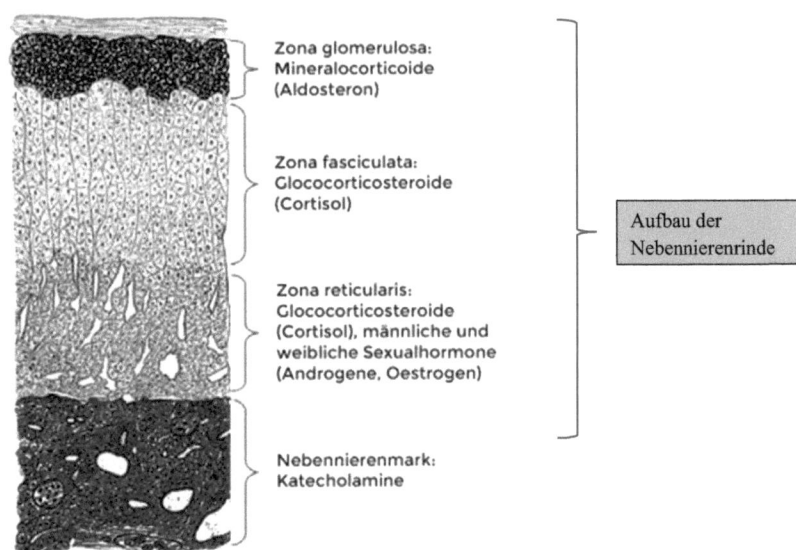

Abbildung 4:   Aufbau der Nebennierenrinde
                (Quelle: Abbildung in Anlehnung an https://ped-zu.ch/lage-und-funktion-der-
                nebennieren/, 28.10.2020)

In der Zona glomerulosa (äußerste der drei Schichten) wird das Steroid Aldosteron synthetisiert. Aldosteron ist ein Mineralcorticoid, das über Zwischenstufen aus Cholesterol gebildet wird. Aldosteron wird überwiegend durch Angiotensin II[1] (Marischler, 2014, S. 79-80). Es dient der Homöostase des Elektrolyt- und Wasserhaushalts der Nieren sowie der Schweiß-, Speichel- und Verdauungsdrüsen (https://www.spektrum.de/lexikon/biologie/aldosteron/1971, 28.10.2020). Aldosteron bewirkt die Ausscheidung von Kalium und die Rückresorption von Natrium und Wasser, weil es einen Effekt auf den Salztransport in der Niere hat. Kommt es zu einem Flüssigkeitsmangel, wie durch Schwitzen und durch einen erhöhten NaCl- bzw. Salzverlust, wird Aldosteron vermehrt in das Blut abgegeben, woraufhin der Blutdruck steigt. Verantwortlich für die Hypertonie ist die Aktivierung des Renin-Angiotensin-Aldosteron-Systems (RAAS, Prinz, 2012, S. 111). Es dient der kurz- und langfristigen Blutdruckkontrolle.

Eine mögliche Erkrankung stellt die Überproduktion von Aldosteron dar: Der primäre Hyperaldosteronismus (das Conn-Syndrom) geht mit einem schlecht einstellbaren

---

[1] Angiotensin II stimuliert u. a. die Aldonsteronausschüttung aus der NN und vermittelt eine Vasokonstriktion (Marischler, 2014, S. 80).

Blutdruck und einem niedrigen Kaliumspiegel im Blut einher. Die Patienten zeigen im Grunde die gleichen Symptome wie andere Hypertonie-Patienten, jedoch ist ihr Risiko für Folgeerkrankungen wie Herzinfarkt, Apoplex oder einer Nierenschädigung deutlich erhöht (Beuschlein, Diederich, Fassnacht, Winkler, Riepe, Willenberg, https://www.endokrinologie.net/krankheiten-conn-adenom.php, 28.10.2020). Der sekundäre Hyperalderonismus hat keine endokrine (hormonelle) Ursache.

Die mittlere Schicht der Nebennierenrinde ist die Zona fasciculata, worin Glukokortikoidhormone gebildet werden. Kortisol wird durch ACTH (adrenocorticotropes Hormon) des HVL stimuliert. Die Freisetzung unterliegt einem zirkadianen Rhythmus und ist morgens zwischen sechs und neun Uhr am höchsten, während sie um Mitternacht am geringsten ist (https://www.spektrum.de/lexikon/biologie/cortisol/15438, 28.10.2020). Bei Menschen, deren Tag-Nacht-Rhythmus sich verschiebt, passt sich die Freisetzung entsprechend an.

Zu den Aufgaben von Kortisol gehört u. a. die Steigerung des Blutzuckerspiegels oder bei Ungeborenen die Reifung der Lungen. Weiterhin ist es maßgeblich am Fettstoffwechsel, Kohlenhydrathaushalt (Förderung von Stoffwechselprozessen in der Leber) und des Proteinumsatzes beteiligt (https://www.chemie.de/lexikon/Cortisol.html, 28.10.2020). Stress ist der wichtigste Stimulus für die Kortisolfreisetzung (Marischler, 2014, S. 78). Sie ist während Traumata, Sepsis oder Operationen um ein Vielfaches erhöht und der Tag-Nacht-Rhythmus wird aufgehoben. Damit der Körper den Stressoren gewachsen ist, sorgen Glukokortikoide dafür, dass der Gefäßtonus aufrechterhalten und genug Energie bereitgestellt wird.

Im Falle einer Überproduktion von Kortisol oder ACTH kommt es zum Krankheitsbild des Morbus Cushing (Hyperkortisolismus). Man unterscheidet zwischen einer exogenen und einer endogenen Form. Im ersten Fall wurden i. d. R. aus therapeutischen Gründen über einen größeren Zeitraum Glukokortikoide verabreicht. Die exogene Form ist wesentlich häufiger zu beobachten als das endogene Krankheitsbild.

Eine Übersicht des endogenen Cushing-Syndroms zeigt folgende Tabelle:

Cushing-Syndrom	Endogene Ursachen
ACTH-abhängig	1. ACTH-produzierendes Hypophysenadenom[2]
	2. Ektope[3], z. B. durch kleinzelliges Bronchialkarzinom oder andere neuroendokrine Tumore
ACTH-unabhängig	1. Nebennierentumor (Adenom oder Karzinom)
	2. selten: bilaterale makronoduläre Hyperplasie oder bilaterale

Tabelle 1:   *Übersicht des endogenen Cushing-Syndroms*
                 (Quelle: Eigene Darstellung)

Zu den häufigsten Symptomen gehören Fettleibigkeit (v. a. im abdominalen Bereich), ein Mondgesicht, Büffelnacken, Glukoseintoleranz, Muskelschwäche und Bluthochdruck. Bei Frauen kommt es wegen der vermehrten Ausschüttung von Androgenen meistens zu Zyklusunregelmäßigkeiten, Hirsutismus und Akne (Marischler, 2014, S. 82). Sie sind wesentlich öfter betroffen als Männer.

In der Zona reticularis werden Androgene (DHEA, DHEAS, Androstendion) gebildet. Sie selbst haben nur eine geringe androgene Wirkung, können jedoch in potenteres Testosteron und Östradiol umgewandelt werden (Marischel, 2014, S. 86). Wie viele Androgene produziert werden, regelt auch hier wieder das ACTH der Hypophyse (https://www.internisten-im-netz.de/fachgebiete/hormone-stoffwechsel/hormondruesen-und-moegliche-erkrankungen/nebenniere.html, 30.10.2020.
Ist die Androgenproduktion pathologisch erhöht, kommt es zu einer Hyperandrogenämie. Bei Frauen entwickeln sich Hirsutismus, Virisisierung (androgenetischer Haarausfall), eine tiefe Stimme, eine männliche Körperform, eine Klitorishypertrophie und eine Brustdrüsenatrophie. Männer hingegen entwickeln kein pathologisches Erscheinungsbild, jedoch bleibt die Spermatogenese aus und es kommt zu einer Hodenatrophie (Marischel, 2014, S. 87).

---

[2] Ein Adenom ist ein gutartiger Tumor, der keine Töchtergeschwulst bildet.
[3] Ein Ektop bedeutet in diesem Zusammenhang, dass außerhalb der Hypophyse Gewebe wächst.

Die Schilddrüse ist eine schmetterlingsförmige, durch zwei Lappen gekennzeichnete Drüse, die vor der Trachea (Luftröhre) platziert (siehe Abbildung 5) und von dichtem Bindegewebe umgeben ist. Auf der Rückseite befinden sich die Nebenschilddrüsen.

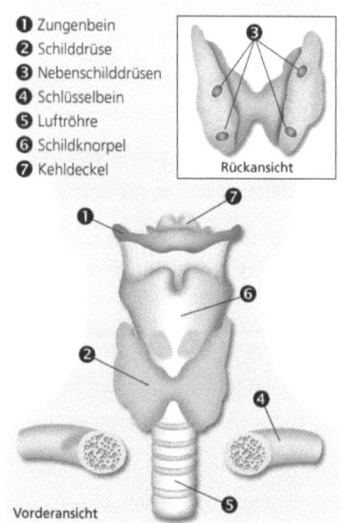

❶ Zungenbein
❷ Schilddrüse
❸ Nebenschilddrüsen
❹ Schlüsselbein
❺ Luftröhre
❻ Schildknorpel
❼ Kehldeckel

Rückansicht

Vorderansicht

Abbildung 5: *Lokalisation der Schilddrüse und Nebenschilddrüse*
(Quelle: https://www.internisten-im-netz.de/krankheiten/schilddruesenueber-
funktion/was-ist-eine-schildruesenueberfunktion.html, 30.10.2020)

Die vier, etwa weizenkorngroßen Epithelkörperchen der Nebenschilddrüse arbeiten unabhängig von der Schilddrüse. Mit ihren Hormonen regulieren sie den Kalzium- und Phosphorspiegel im Blut (https://www.internisten-im-netz.de/fachgebiete/hormone-stoffwechsel/hormondruesen-und-moegliche-erkrankungen/schilddruese.html, 30.10.2020).

Die Schilddrüse ist aus Follikeln aufgebaut, die jeweils eine Funktionseinheit verkörpern und stellt Trijodthyronin (T3) und Tetrajodthyronin (Thyroxin, T4) her. Ihre Ausschüttung in den Blutkreislauf wird durch das Hormon TSH (Thyreoidea Stimulierendes Hormon) der Hypophyse stimuliert (https://www.internisten-im-netz.de/krankheiten/schilddruesenunterfunktion/was-ist-eine-schilddruesenunterfunktion.html, 30.10.2020). Die in den Follikeln gespeicherten Vorräte an Schilddrüsenhormonen

12

reichen für etwa zwei Monate. Sowohl T3 als auch T4 sind maßgeblich an der Regulation des Eiweiß-, Fett- und Kohlehydratstoffwechsels beteiligt. Folglich hat ihre Funktion Auswirkungen auf Vorgänge wie Knochenwachstum oder Energiestoffwechsel. Sie fördern bspw. die Aufnahme von Glukose, den Sauerstoffverbrauch, den Cholesterinabbau sowie Herzschlag und Blutdruck. Zugleich hemmen sie Prozesse wie die Bildung energiereicher Phosphate, die Speicherung von Kohlehydraten, die Bildung von Proteinen und die Energieausnutzung.

Für eine reibungslose Funktion benötigt die Schilddrüse ausreichend Jod. Wird dieses dem Organismus nicht zugeführt, kann es zu Erkrankungen kommen.

Häufige Erkrankungen sind eine Schilddrüsenunter- und -überfunktion. Bei einer Hyperthyreose werden die Hormone T3 und T4 pathologisch überproduziert. Die Folge ist eine Steigerung der Stoffwechselprozesse des gesamten Organismus. Die Ursache ist häufig immunologischen Ursprungs (Immunhyperthyreose) in Form des Morbus Basedow oder der Autonomie.

Im Rahmen einer Schilddrüsenunterfunktion (Hypothyreose) werden T3 und T4 zu wenig synthetisiert. Daraus resultiert ein verlangsamter Stoffwechsel, der häufig mit einer Gewichtszunahme, trockener Haut, Kälteempfindlichkeit und langsamem Puls einhergeht. Psychische Symptome sind Antriebsschwäche und Phlegmatismus (https://www.internisten-im-netz.de/krankheiten/schilddruesenunterfunktion/was-ist-eine-schilddruesenunterfunktion.html, 30.10.2020).

1.4 Die Bauchspeicheldrüse

Die Bauchspeicheldrüse ist mit 15 bis 20 Zentimetern und 70 Gramm eine der größten Drüsen und liegt unterhalb des Zwerchfells im hinteren Teil der Bauchhöhle. Sie erstreckt sich mit einem Kopfteil, einem Körper und einem Schwanz quer hinter dem Magen zwischen Milz und Zwölffingerdarm (https://www.krebsgesellschaft.de/onko-internetportal/basis-informationen-krebs/krebsarten/bauspeicheldruesenkrebs/anatomie-und-funktion.html, 31.10.2020).

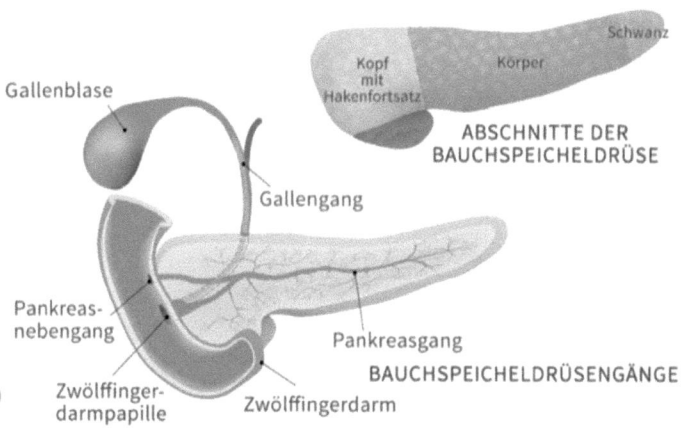

Abbildung 6:   Lage und Einteilung der Bauchspeicheldrüse
https://www.onmeda.de/anatomie/bauchspeicheldruese.html, 31.10.2020

Zu den Aufgaben der Bauchspeicheldrüse gehört einerseits die Produktion von Verdauungssäften (Pankreassaft) und andererseits die Bildung der Hormone Insulin und Glukagon. Die hormonproduzierenden Zellen der Bauchspeicheldrüse liegen in Form der Langerhans-Inseln vor, welche über das Bauchspeicheldrüsengewebe verstreut sind. Sie geben die Hormone direkt in das Blut ab. Etwa 70% der Inselzellen bilden Insulin, sie heißen β-Zellen. Weitere 20% der Inselzellen bilden Glukagon, sie heißen α-Zellen. Insulin ist das wichtigste Hormon bei der Senkung des Blutzuckerspiegels (BZ) und wird insbesondere während des Essens freigesetzt. Es sorgt dafür, dass die Glukose aus dem Blut schnell von Muskel- und Fettzellen aufgenommen wird. Ist der Blutzuckerspiegel niedrig, wird die Freisetzung von Insulin gehemmt (https://www.thieme.de/statics/dokumente/thieme/final/de/dokumente/tw_pflegepaedagogik/11.3.7_Blutzuckerregulation.pdf, 31.10.2020).

Glukagon fungiert als Gegenspieler und indiziert den Blutzuckeranstieg (v. a. zwischen den Mahlzeiten), wenn der Blutzuckerspiegel niedrig ist. In logischer Konsequenz wird die Ausschüttung von Glukose gehemmt, wenn der BZ hoch ist. Glukagon fördert in der Leber den Abbau von Glykogen und die Neubildung von Zucker, während es gleichzeitig die Glykolyse (Zuckerabbau) hemmt. So wird die neu synthetisierte Glukose nicht direkt in den Leberzellen verbraucht, sondern in die Blutbahnen abgegeben, um bspw. den Muskelzellen zur Verfügung zu stehen.

14

Der Wirkmechanismus ist mit folgender Abbildung vereinfacht dargestellt:

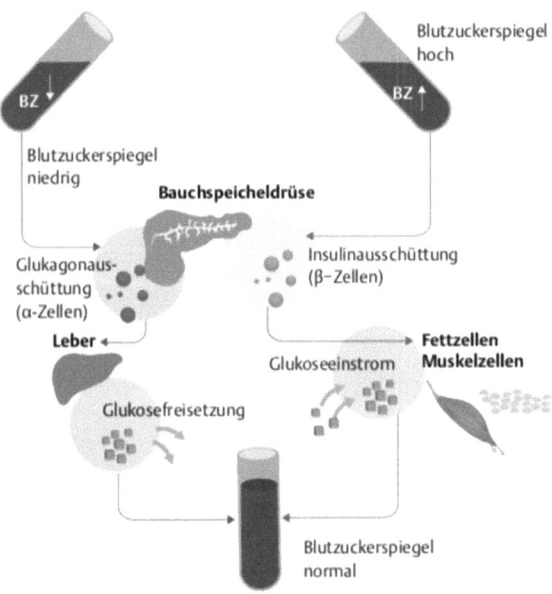

Abbildung 7:   *Die Wirkung von Insulin und Glukagon in vereinfachter Darstellung (https://www.thieme.de/statics/dokumente/thieme/final/de/dokumente/tw_pfle-gepaedagogik/11.3.7_Blutzuckerregulation.pdf, 31.10.2020)*

Die wichtige Rolle der Bauchspeicheldrüse wird vor allem deutlich, wenn eine Funktion ausfällt. Zu einer Auszehrung des Organismus kann es kommen, wenn der Pankreassaft und die darin enthaltenen Verdauungsenzyme nicht mehr produziert werden. Die Bauchspeicheldrüse sondert täglich etwa 1,5 Liter dieser Flüssigkeit in den Zwölffingerdarm ab. Die Verdauungsenzyme, werden benötigt, um lebenswichtige Nahrungsbestandteile aufzuspalten und dem Körper zuzuführen (https://www.thieme.de/statics/dokumente/thieme/final/de/dokumente/tw_pflegepaedagogik/11.3.7_Blutzuckerregulation.pdf, 31.10.2020).

Im Zusammenhang mit den Hormonen der Bauchspeicheldrüse ist ein sehr häufig auftretendes Krankheitsbild der Diabetes mellitus. Dabei liegt eine gestörte Insulinproduktion vor. Die Folge ist ein dauerhaft erhöhter BZ-Wert, der u. a. langfristig die Blutgefäße und Nervenbahnen schädigt.

Eine weitere Erkrankung kann in Form eines Pankreaskarzinoms auftreten. Es ist zwar mit etwa 3% in Deutschland relativ selten, i. d. R. jedoch sehr bösartig. Am häufigsten entwickelt es sich am Kopfteil der Drüse und wird meistens erst diagnostiziert, wenn der Tumor bereits relativ weit fortgeschritten ist. D. h., wenn bspw. der Pankreassaft nicht mehr in den Zwölffingerdarm abgegeben werden kann und im Zuge dessen oben genannte Beschwerden und/oder Schmerzen auftreten. Drückt der Tumor auf den Gallengang, kann es zu Gelbsucht kommen.

Bei der Behandlung des Pankreaskarzinoms wird, wenn möglich, der Tumor zuerst chirurgisch entfernt, bevor der Patient eine sechsmonatige adjuvante (unterstützende) Chemotherapie durchläuft.

2 Der Herz-Kreislauf-Schock am Modell der Schockspirale

Ein Schock zeichnet sich durch ein Versagen des kardiozirkulatorischen Systems aus. Mit einem kritischen Abfall der Sauerstoffversorgung des gesamten Organismus geht häufig eine Sauerstoffverwertungsstörung einher. D. h., dass der im Körper vorhandene Sauerstoff nicht adäquat genutzt wird. Grundsätzlich gilt, dass allen Schockarten eine Mangelversorgung der Organe mit Sauerstoff gemein ist (Ziegenfuß, 2014, S. 262). Eine Ursache hierfür ist die Zentralisation des Blutvolumens[4], welche eine oxidative Unterversorgung der Organe zur Folge hat. Dadurch entstehen die Hypoxie und Kapillarschäden. Organe, die zu wenig Sauerstoff bekommen, haben zwangsläufig einen höheren anaeroben Stoffwechsel. Dabei entsteht vermehrt Lactat aufgrund des anaeroben Glukoseabbaus (Glykolyse): Die (Laktat-) Azidose entsteht (Baumgartner, Gamma, 2004, S. 24). Die Übersäuerung wiederum beeinträchtigt die Pumpleistung des Herzens. Hierdurch verschlechtert sich die Sauerstoffversorgung der Organe– der „circulus vitiosus" schließt sich. Zu den Schocksymptomen gehören im Allgemeinen (Ziegenfuß, 2014, S. 263):

- Blutdruckabfall,
- Tachykardie (ggf. auch Bradykardie),
- Blasse, kaltschweißige Haut (bei einer Sepsis rote, warme Haut!),
- Bewusstseinsstörungen (bspw. Verwirrtheit),

---

[4] Im Falle der Zentralisation des Blutvolumens „zentralisiert" der Organismus das Blut aus der Peripherie hin zu lebenswichtigen Organen wie Herz und Gehirn.

- Verzögerte oder fehlende kapillare Reperfusion,
- Verminderte Urinproduktion.

Man unterscheidet zwischen einem dekompensierten und einem kompensierten Schock. Im ersten Fall sind die Schocksymptome deutlich ausgeprägt und der Patient ist hypotensiv (meist, wenn der systolische Blutdruck unter 90mmHg sinkt). Ein kompensierter Schock kann in Folge körpereigener Kompensationsmechanismen oder zugeführter Katecholamine vorliegen. Das bedeutet, dass die Symptomatik der Hypotonie kompensiert wird, jedoch nicht die Sauerstoffunterversorgung der Organe (Ziegenfuß, 2014, S. 263). Es werden vier wesentliche Schockformen (hypovolämisch, kardiogen, obstruktiv, distributiv) unterschieden, die im Folgenden erläutert werden.

2.1 Hypovolämischer Schock

Ein hypovolämischer Schock liegt dann vor, wenn das intravasale Volumen (innerhalb der Gefäße) so niedrig ist, dass das Herz kein ausreichendes Herzzeitvolumen (HZV) aufbauen kann. Die übliche Einheit für das HZV ist das Herzminutenvolumen (HMV), also die Angabe, welches Volumen an Blut das Herz pro Minute in den Kreislauf pumpt. Ein Volumenmangelschock tritt ein, wenn Volumen (bspw. in Form von Blut) aus dem Gefäßsystem verloren geht. Die Folgen sind eine reduzierte kardiale Vorlast und eine Reduktion der Makro- und Mikrozirkulation. Es kommt zur Auslösung von Entzündungsreaktionen (Standl, Annecke, Cascorbi, Heller, Sabashnikov, Teske, 2019, S. 758). Der hypovolämische Schock gliedert sich in vier Untergruppen (Wagner, Baumgart, 2007, S. 597):

Form	Definition	Beispiele
Hypovolämischer Schock im engeren Sinne	Kritische Abnahme des Plasmavolumens ohne akute Blutung	Exsikkose, Diarrhö, Erbrechen, Fieber, mangelnde Flüssigkeitszufuhr
Hämorrhagischer Schock	Akute Blutung ohne wesentliche Gewebsschädigung	Schnittverletzung einer Arterie
Traumatisch-hämorrhagischer Schock	Akute Blutung mit ausgedehnter Gewebeschädigung	Stumpfes Trauma, Polytrauma
Traumatisch-hypovolämischer Schock	Kritische Abnahme des Plasmavolumens ohne akute Blutung mit ausgedehnter Gewebeschädigung	Großflächige Verbrennungen

Tabelle 2:   Arten des hypovolämischen Schocks

Der hämorrhagische und traumatisch-hämorrhagische Schock sind durch Blutverlust gekennzeichnet (rot gekennzeichnet). Die Abnahme des Blutvolumens ist der „Schockauslöser", weil damit ein Verlust der Erythrozyten einhergeht, welcher die Gewebehypoxie vorantreibt (Standl et al., 2018, S. 758). Der hypovolämische Schock im engeren Sinne und der traumatisch-hypovolämische Schock sind hingegen durch massive Verluste des zirkulierenden Plasmavolumens gekennzeichnet (blau).

2.2 Kardiogener Schock

Wie das Schaubild der Schockspirale (Abb. S. 10) zeigt, kann der kardiogene Schock in Folge eines hypovolämischen Schocks eintreten. Es handelt sich um eine schwere Verlaufsform des akuten Herzversagens. Im Fall einer systolischen Beeinträchtigung ist die Auswurfleistung des Herzens verschlechtert, wie bspw. bei einer chronischen Herzinsuffizienz (links-ventrikuläre Ejektionsfraktion, LVEF) (Zentrum für kardiovaskuläre Telemedizin, Charité Berlin, https://telemedizin.charite.de/patienten/chronische_herzinsuffizienz/, 27.10.2020).

Liegt eine diastolische Funktionsstörung vor, so wirft das Herz zwar ausreichend Blut aus, aber es nimmt nicht genug venöses Blut auf (linksseitige Herzinsuffizienz mit erhaltener Ejaktionsfrequenz). Ursächlich ist eine unelastische oder versteifte linke Herzkammer. Weitere kardiogene Gründe für eine Unterversorgung des Organismus mit Sauerstoff sind die koronoare Herzerkrankung (KHK), Kontraktilitätsstörungen, Rhythmusstörungen oder Durchflussbehinderungen bspw. durch Thromben. Aus der verminderten Pumpleistung resultiert ein mangelhaftes Herzzeitvolumen, wodurch die Vorgänge der hypoxischen Zellschäden und der Azidose in Gang gesetzt werden. Hierdurch wiederum nimmt die Kontraktion des Herzens noch deutlicher ab – der Kreislauf der des Schocks hat sich geschlossen. Ohne eine Beseitigung der Ursache liegt die Letalität eines kardiogenen Schocks bei 80-90%.

Im Rahmen des kardiogenen Schocks kann es zu drei Arten des Kreislaufstillstands kommen:

1. Kontraktilitätsstörungen (pulslose elektrische Aktivität)
2. Bradykarde Rhythmusstörungen (Asystolie, d. h. Herzstillstand, das EKG zeigt eine Nulllinie)

3. Tachykarde Rhythmusstörungen (pulslose Kammertachykardie und Kammer-
    flimmern)

2.3 Obstruktiver Schock

Der obstruktive Schock ist die Folge eines teilweisen oder gänzlichen Verschlusses von
Gefäßen oder des Herzens selbst (Standl, 2018, S. 765). Er ähnelt wegen des reduzierten
Herzzeitvolumens bezüglich der Symptomatik dem kardiogenen Schock, wird jedoch
anders behandelt, weshalb eine klare Differenzierung geboten ist. Grundsätzlich tritt bei
einem obstruktiven Schock eine Blutdurchflussminderung auf. Sie kann den Durchfluss
in den Gefäßen oder den Auswurf des Herzens betreffen. Obstruktive Schocks entstehen
bspw. durch eine Lungenembolie, eine Herzbeuteltamponade oder ein Spannungs-
pneumothorax (Ziegenhain, 2014, S. 265). Im Falle einer Lungenembolie leitet bereits
der Notarzt noch präklinisch eine Lysetherapie ein. Liegt eine Herzbeuteltamponade
vor, sollte eine schnellstmögliche Notfallthoraktomie präferiert werden. Der Span-
nungspneumothorax wird mit einer Nadeldekompression und einer Thoraxdrainage ent-
lastet (Ziegenhain, 2018, S. 266).

Die Folgen sind ein sinkendes Herzzeitvolumen, eine Unterversorgung der Organe mit
Sauerstoff und die damit einhergehende Gewebehypoxie.

Wie auch beim kardiogenen Schock ist die Prognose ohne Beseitigung der Ursache
schlecht.

2.4 Distributiver Schock

Bei einem distributiven Schock liegt eine Verteilungsstörung des Volumens vor. Im
Folgenden werden die unterschiedlichen Arten erläutert:

Die Sepsis ist eine systemische Entzündungsreaktion (SIRS – systemic inflammatory
response syndrome) in Folge einer bakteriellen Infektion, die mit einer Gefährdung der
Vitalfunktionen einhergeht (Paula, 2014, S. 80). Infolge der Entzündungsreaktion
kommt es zu einer unkontrollierten Vasodilatation (Gefäßerweiterung). Im praktischen
Sinn wird das Gefäßsystem für das vorhandene Volumen zu groß. Man spricht von einem relativen Volumenmangel oder einer pathogenen Umverteilung des intravasalen
Volumens.

Ursachen können der Verlust der Steuerung des Gefäßtonus sein, eine Verschiebung des
Volumens innerhalb des Gefäßsystems und/oder eine Permeabilitätsstörung des

Gefäßsystems mit Verschiebung des Volumens in das Interstitium (Raum zwischen den Organen) (Standl et al., 2018, S. 761). Zu den distributiven Schocks zählen der septische Schock, der anaphylaktische Schock und der neurogene Schock. In allen drei Fällen kann es aufgrund der Entzündungsreaktion des Organismus durch das Freisetzen von Entzündungsmediatoren, wie Histamin zu einer Weitstellung der Gefäße kommen. In Folge der Gefäßdilatation kann nicht ausreichend sauerstoffreiches Blut pro Minute (HMV) an die Organe gegeben werden.

Die Sepsis wird in drei Schweregrade unterteilt. Die entsprechende Einteilung erfolgt mittels festgelegter Diagnosekriterien.

I. Grad: Eine „Sepsis" liegt bei dem mikrobiologischen Nachweis einer Infektion vor.

II. Grad: Die „schwere Sepsis mit organischer Dysfunktion" bzw. SIRS (severe inflammatory response syndrome) stellt sich ein, wenn zwei für diese Gruppe kennzeichnende Symptome auftreten (Bsp.: Fieber über 38 Grad und gleichzeitige Tachykardie über 90/min).

III. Grad: Der „septische Schock" tritt ein, wenn die Kriterien aller drei Grade erfüllt sind und zusätzlich eine arterielle Hypotonie trotz Volumentherapie diagnostiziert wird. Symptome des III. Grades sind neben kennzeichnenden Blutwerten auch Desorientiertheit, Unruhe oder Delirium (Paula, 2014, S. 81).

Ursächlich für eine Sepsis können bspw. eine Immunsuppression im Zusammenhang mit einer Zytostatika-Behandlung oder eine nosokomiale Infektion[5] etwa durch einen Blasenverweilkatheter sein. Neben Bakterien können ebenso Pilze, Viren oder Parasiten ursächlich für eine Sepsis sein.

Bei einem anaphylaktischen Schock kommt es ebenfalls zu einer Vasodilatation (Gefäßerweiterung) infolge einer überschießenden Histaminfreisetzung.[6] Dabei erfolgt eine Verschiebung des Volumens von intravasal nach extravasal. Aufgrund dessen sinkt das

---

[5] Infektionen, die im Krankenhaus erworben werden, bspw. MRSA (Methicillin-resistenter Staphylococcus aureus).
[6] Eine detailliertere Erläuterung des Vorgangs wird in Aufgabe 3 gegeben.

Herzzeitvolumen, die Organe werden unterversorgt, es kommt zu hypoxischen Schäden und zur Azidose. Anders als bei der Sepsis sind nicht Bakterien oder weitere pathogene Keime für den Beginn der „Schockspirale" verantwortlich, sondern Stoffe, die das Immunsystem als bedrohlich einstuft, bspw. Insektengift. Es stellt bei Erwachsenen mit etwa 55% den häufigsten Auslöser dar, bei Kindern sind es Nahrungsmittel (58%) (Standl et al., 2018, S. 764). Anaphylaktische Reaktionen aufgrund einer Medikamentenverabreichung können ebenfalls eintreten (bspw. nach der Gabe von Kontrastmitteln bei bildgebenden Verfahren wie Rönten, CT).

Bei einem neurogenen Schock liegt eine Imbalance zwischen der sympathischen und parasympathischen Regulation vor, d. h., die Herzaktion und die Gefäßmuskulatur sind beeinträchtigt (Standl, 2018, S. 764). Anders als bei einem anaphylaktischen oder septischen Schock wird der neurogene Schock durch eine pathogene Beeinträchtigung des Nervensystems und/oder des Gehirns ausgelöst.

Dies kann z. B. durch ein Hirnstammtrauma, also der Kompression von Zentren, die für die Kreislaufsteuerung zuständig sind, herbeigeführt werden.

Aber auch fehlgesteuerte Nervus-Vagus-Reflexe oder alterierte Affarenzen (fehlgeleitete aufsteigende neuronale Signale der Peripherie an das ZNS) in der Medulla oblongata (v. a. zuständig für Atmung, Blutkreislauf, Reflexe) können kausal sein.

Rückenmarksverletzungen sind mit 15-20% die häufigste Ursache für neurogene Schocks, weil Nervenimpulse für die Gefäßmuskulatur nicht weitergeleitet werden. Prekär ist die Situation deshalb, weil sich die Gefäße der Extremitäten nicht mehr verengen können, also nicht mehr blutdruckregulierend funktionieren (Standl et al., 2018, S. 764).

Weitere Ursachen können zerebrale Ischämien (Hirninfarkte aufgrund von Minderdurchfluss oder einer Blockade, bspw. durch ein Gerinnsel), Subarachnoidalblutungen (bspw. nach dem Platzen eines Aneurysmas) oder Meningitiden (Hirnhautentzündungen) sein.

Kennzeichnend für einen neurogenen Schock sind ein plötzlicher Blutdruckabfall, Bradykardie (verlangsamter Herzschlag), blasse warme, trockene Haut und je nach Schädigung des ZNS, neurologische Ausfälle (Ziegenhain, 2014, S. 273).

Das beigefügte Schaubild der Schockspirale macht deutlich, dass ein Einstieg in die Schockspirale unterschiedliche Ursachen haben kann und tödlich endet, wenn sie nicht durchbrochen wird. Die Symptome eines Schocks ziehen die Symptome des nächsten Schocks nach sich, weshalb von einer (Schock)-Spirale gesprochen wird. Des Weiteren wird durch die Verbildlichung deutlich, wie sehr die Funktionen des Organismus miteinander verzahnt sind. Ist eine Funktion des Kreislaufsystems beeinträchtigt, indiziert sie weitere pathogene Dysfunktionen.

Abschließend wird festgehalten, dass Schockformen kombiniert (Polytrauma) auftreten können, wie bei einem verunglückten Motorradfahrer, der z. B. einen hohen Blutverlust erleidet (hypovolämischer Schock). Wegen der Hypovolämie tritt ein kardiogener Schock ein, d. h., das Herzzeitvolumen sinkt rapide ab. Zusätzlich kommt es durch ein Schädel-Hirn-Trauma zu einer Subarachnoidalblutung (neurogener bzw. distributiver Schock).

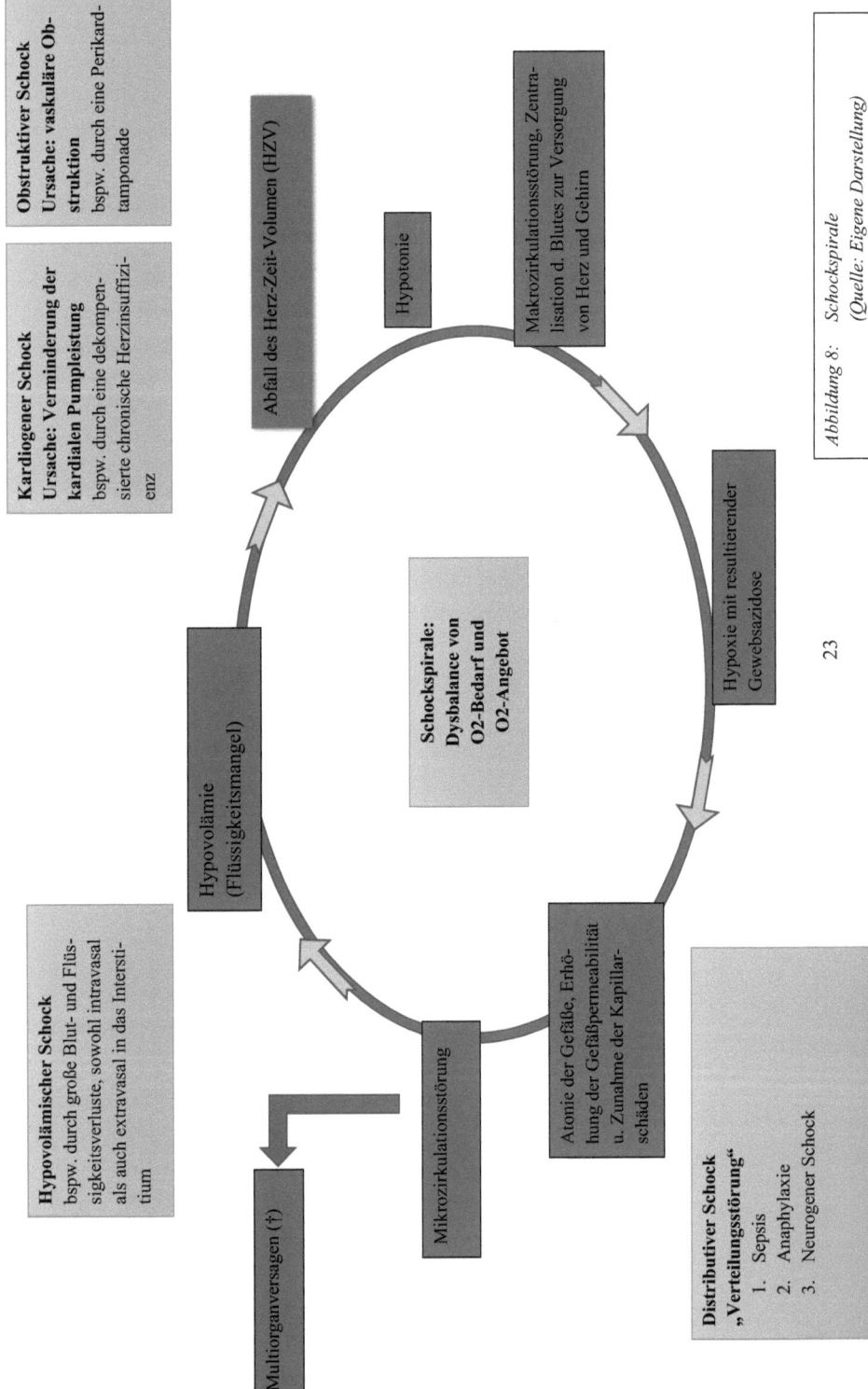

Obstruktiver Schock
Ursache: vaskuläre Obstruktion
bspw. durch eine Perikardtamponade

Kardiogener Schock
Ursache: **Verminderung der kardialen Pumpleistung**
bspw. durch eine dekompensierte chronische Herzinsuffizienz

Abfall des Herz-Zeit-Volumen (HZV)

Hypotonie

Makrozirkulationsstörung, Zentralisation d. Blutes zur Versorgung von Herz und Gehirn

Schockspirale:
Dysbalance von O2-Bedarf und O2-Angebot

Hypovolämie (Flüssigkeitsmangel)

Hypoxie mit resultierender Gewebsazidose

Hypovolämischer Schock
bspw. durch große Blut- und Flüssigkeitsverluste, sowohl intravasal als auch extravasal in das Interstitium

Atonie der Gefäße, Erhöhung der Gefäßpermeabilität u. Zunahme der Kapillarschäden

Mikrozirkulationsstörung

Multiorganversagen (†)

Distributiver Schock "Verteilungsstörung"
1. Sepsis
2. Anaphylaxie
3. Neurogener Schock

23

Abbildung 8: Schockspirale
(Quelle: Eigene Darstellung)

3 Die anaphylaktische Reaktion und ihre biochemische Wirkweise

Die anaphylaktische Reaktion (Anaphylaxie oder auch Soforttyp) gehört zu den Typ-I-Reaktionen des Immunsystems. Sie kann durch Insektengifte, Nahrungsmittel, Tierallergene, Infusionen oder andere Medikamente ausgelöst werden. Eine Anaphylaxie kann lebensbedrohlich sein, wenn es bspw. in Folge der Weitstellung der Blutgefäße zu einem starken Blutdruckabfall kommt. Dieser führt dazu, dass lebenswichtige Organe nicht mehr ausreichend durchblutet und mit Sauerstoff versorgt werden. Zudem tritt Flüssigkeit aus den Gefäßen in das umliegende Gewebe aus.

Grundsätzlich ist festzuhalten: Je schneller die Symptome nach der Injektion eines Medikaments (bspw. Kontrastmittel) auftreten, umso bedrohlicher ist der Verlauf der anaphylaktischen Reaktion. Typische Symptome sind: Übelkeit, Kreislaufbeschwerden, Brechreiz, Erbrechen, trockener Mund, Zungenbrennen, Sehstörungen, akute Atemnot und Konzentrationsstörungen. Der Grund für diesen Vorgang ist, dass ein eigentlich ungefährlicher Stoff, das Allergen (bspw. Pollen, Injektion), vom Immunsystem als bedrohlich eingestuft wird. Die Folge ist eine überschießende Immunreaktion des Organismus. Sie tritt in Form von Entzündungsprozessen auf.

Die Anaphylaxie wird in vier Grade unterteilt. Insbesondere die Grade III (bedrohliche Allgemeinreaktion) und IV (vitales Organversagen) stellen lebensbedrohliche Situationen dar. Die Anaphylaxie ist die stärkste Form einer allergischen Reaktion und kann zum Tod führen.

Die Typ-I-Reaktion ist eine Antigen-Antikörperreaktion und besteht aus zwei Phasen: Der erste Kontakt mit dem Allergen (bspw. Pollen) verläuft symptomlos und fungiert als Sensibilisierungsphase für das Immunsystem. Dabei „lernt" oder „programmiert" das Immunsystem des Körpers so, dass ein eigentlich harmloser Stoff, das Allergen, als bedrohlich eingestuft wird. Es liegt folglich ein Vorgang des erworbenen Immunsystems vor. Erst bei einem erneuten Kontakt mit dem Allergen tritt aufgrund der vorausgegangenen Sensibilisierung die allergische Reaktion ein. Die zwei genannten Phasen werden im Folgenden näher beschrieben.

3.1 Ablauf der Sensibilisierungsphase

Nachdem das Allergen in den Organismus gelangt ist, bindet es entweder an einen T- oder an einen B-Lymphozyten. Im Rahmen der zellulären Immunantwort sind die T-Lymphozyten imstande, die Allergene abzutöten. Anders verhält es sich mit den B-

Lymphozyten, wo eine humorale Immunantwort abläuft. D. h.: Bindet ein Allergen an einen B-Zellrezeptor eines B-Lymphozyten, wird es in diesen aufgenommen. Sodann erfolgt eine proteolytische Spaltung[7] in Fragmente von etwa 10 Aminosäuren. Sie werden mit MHC-Proteinen (Haupthistokompatibilitätsproteine, major histocompatibility proteins) auf der Zelloberfläche präsentiert. Bindet nun eine T-Helferzelle an die präsentierten Komplexe aus Aminosäuren und MHC-Proteinen, wird sie aktiviert und schüttet Zytokine[8] aus.

Die Zytokine bewirken die Ausdifferenzierung des B-Lymphozyten zu einer antikörperproduzierenden Plasmazelle (Löffler, 2008, S. 390). Sie bildet IgE-Antikörper[9] und setzt diese frei. Die IgE spielen bei allergischen Reaktionen eine besondere Rolle. Sie besitzen zwei sogenannte variable Bereiche, mit denen sie ein spezifisches Antigen binden können:

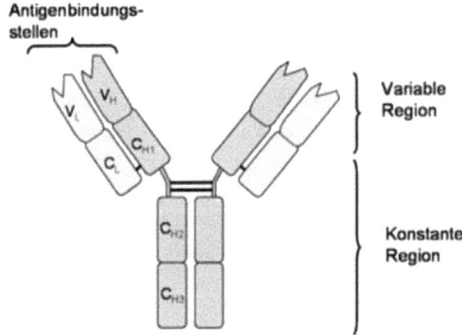

Abbildung 9:   *Schematische Darstellung eines IgE*
            (Quelle: *https://www.antikoerper-online.de/resources/16/1208/antikoerper/,*
            25.10.2020)

Mit den variablen Bereichen können die IgE an ein spezifisches Antigen binden (siehe Abbildung). Mit der „konstanten Region" binden die IgE an Oberflächenrezeptoren von Mastzellen:

---

[7] Bei der Proteolyse werden Proteine (Eiweiße) in Aminosäuren aufgespalten.
[8] Zytokine sind zuckerhaltige Proteine, die eine regulierende Funktion für das Wachstum und die Differenzierung von Körperzellen hat (https://www.chemie.de/lexikon/Zytokin.html, 26.10.2020).
[9] Die Abkürzung „Ig" steht für Immunglobulin. Das „E" bezeichnet die Klasse des Immunglobulins.

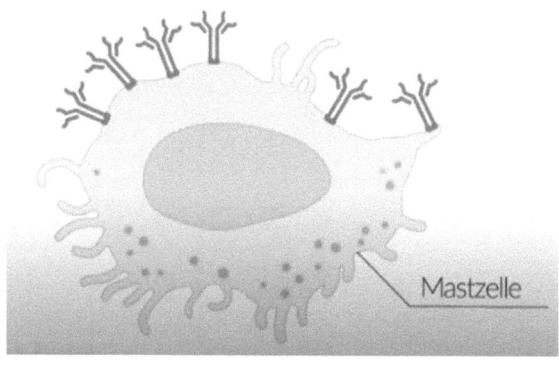

*Abbildung 10: Konstante Region eines IgE-Antikörpers bindet an eine Mastzelle
(Quelle: Soforttypreaktion -Typ I Allergie - Biochemie - AMBOSS Video:
https://www.youtube.com/watch?v=61O8i_G2pI4; 1.48 min., 25.10.2020)*

Mastzellen. Sie sind Zellen des Abwehrsystems der Wirbeltiere und des Menschen. Sie kommen vorrangig im Bindegewebe vor, aber auch als Blutmastzellen im zirkulierenden Blut (https://www.spektrum.de/lexikon/biologie/mastzellen/41363, 25.10.2020). An diesem Punkt ist die Sensibilisierung des Immunsystems abgeschlossen. Der Betroffene hat bis jetzt noch keine Symptome gezeigt.

3.2 Erneute Exposition und Aktivierung der Degranulation

Bei erneuter Exposition verbindet sich das Allergen mit den spezifischen IgE Antikörper auf der Mastzelle. Der Mechanismus geschieht aufgrund der Fähigkeit der IgE, sich über sogenannte Fc-Rezeptoren an Mastzellen zu binden. Es kann dort über Jahre hinweg im Körper verbleiben.

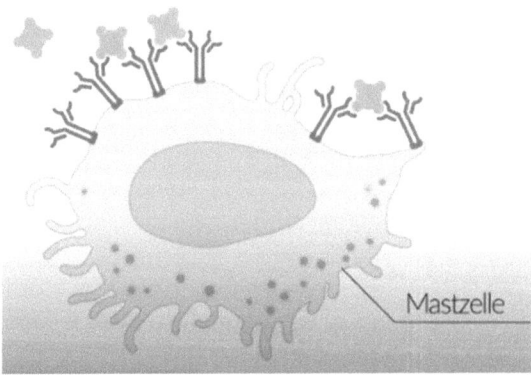

*Abbildung 11:   Allergene binden an die variablen Bereiche der IgE-Antikörper
(Quelle: https://www.youtube.com/watch?v=61O8i_G2pI4,
2.01min., 25.10.2020)*

Wie die Abbildung zeigt, entsteht eine Verknüpfung (Brückenbildung) der benachbarten IgE-Antikörper, das sogenannte Cross-linking. Das Cross-linking aktiviert die Degranulation der Mastzelle, d. h., die Zelle entleert ihre in Vesikeln gespeicherten Entzündungsmediatoren. Hierzu gehören v. a. Histamin, Prostglandin D2 und Heparin. Insbesondere Histamin führt eine Weitstellung (Dilatation) von Gefäßen und erhöhte Gefäßpermeabilität herbei (Löffler, 2008, S. 362). Die Folgen sind Ödembildung und niedriger Blutdruck, Atemnot als Folge einer Bronchokonstriktion oder Hitze, Rötung und Juckreiz infolge einer lokalen Entzündungsreaktion.

Die Aufnahme eines Allergens in den Körper kann über verschiedene Wege erfolgen: bspw. Inhalation oder Hautkontakt. Je nach dem auf welches Gewebe das Allergen primär trifft werden typischerweise verschiedene Symptome beobachtet: Die verschiedenen Symptome treten unmittelbar nach erneutem Kontakt mit dem Allergen auf. Allergische Reaktion beginnen also innerhalb von Sekunden oder Minuten.

Literaturverzeichnis

Ancau, M. (2016). Klinische Grundlagen fürs Physikum, Berlin.

Birbaumer, N., Schmidt, R. F., (2006). Biologische Psychologie, 6. Aufl., Heidelberg.

Löffler, G. (2008). Basiswissen Biochemie mit Pathobiochemie, 7. Aufl., Heidelberg.

Marischler, C. (2014). Endokrinologie, BASICS, 2. Auflage, München.

Paula, J. (2014). Medizinische Terminologie, Anatomie und Physiologie, Studienbrief der SRH Fernhochschule, 1. Aufl., Riedlingen.

Prinz, C. (2012). Basiswissen Innere Medizin, Berlin.

Schandry, R. (2016). Biologische Psychologie, 4. Aufl. Weinheim.

Standl, T., Annecke, T., Cascorbi, I., Heller, A. R., Sabashnikov, A., Teske, W. (2019). Nomenklatur, Definition und Differenzierung der Schockformen, Deutsches Ärzteblatt Int 2018; 115: 757–68. DOI: 10.3238/arztebl.2018.0757.

Wagner, F., Baumgart, K. (2007). Schock – Präklinische Aspekte, Notfall Rettungsmedizin 8: 593-605, DOI 10.1007/s10049-007-0976-6

Ziegenhain, T. (2014). Notfallmedizin, 6. Aufl., Berlin.

Online-Literaturverzeichnis

Baumgartner, M., Gamma, K., (2004). Anästhesie und Azidose, Universitätsspital Basel https://siga-fsia.ch/files/Ausbildung/Abschlussarbeiten/Anaesthesie___Azidose_M._Baumgartner___K._Gamma.pdf, 26.10.2020.

Berufsverband Deutscher Internisten e. V. (Hrsg.): Internisten im Netz. Schilddrüse – Lage und Aufbau, https://www.internisten-im-netz.de/fachgebiete/hormone-stoffwechsel/hormondruesen-und-moegliche-erkrankungen/schilddruese.html, 30.10.2020

Berufsverband Deutscher Internisten e. V. (Hrsg.), Internisten im Netz. Was ist eine Schilddrüsenunterfunktion, https://www.internisten-im-netz.de/krankheiten/schilddruesenunterfunktion/was-ist-eine-schilddruesenunterfunktion.html, 30.10.2020).

Berufsverband Deutscher Internisten e. V. (Hrsg.): Internisten im Netz, Was ist eine Schilddrüsenunterfunktion?, (https://www.internisten-im-netz.de/krankheiten/schilddruesenunterfunktion/was-ist-eine-schilddruesenunterfunktion.html, 30.10.2020).

Berufsverband Deutscher Internisten e. V. (Hrsg.): Internisten im Netz, Nebenniere, https://www.internisten-im-netz.de/fachgebiete/hormone-stoffwechsel/hormondruesen-und-moegliche-erkrankungen/nebenniere.html, 30.10.2020.

Bruhn, C. (2011). Die Nebennieren – kleine Drüsen mit großer Bedeutung. In: Deutsche Apotheker Zeitung, Nr. 15, S. 68, https://www.deutsche-apotheker-zeitung.de/daz-az/2011/daz-15-2011/die-nebennieren-kleine-druesen-mit-grosser-bedeutung, 28.10.2020.

Charité Berlin, Zentrum für kardiovaskuläre Telemedizin, Chrtonische Herzinsuffizienz, https://telemedizin.charite.de/patienten/chronische_herzinsuffizienz/, 27.10.2020.

Chemie.de, Cortisol, https://www.chemie.de/lexikon/Cortisol.html, 27.10.2020.

Chemie.de, Zytokine, https://www.chemie.de/lexikon/Zytokin.html, 26.10.2020.

I care: Anatomie Physiologie (2015), Insulin und Glukagon (2015), https://www.thieme.de/statics/dokumente/thieme/final/de/dokumente/tw_pflegepaeda-gogik/11.3.7_Blutzuckerregulation.pdf, 31.10.2020.

Deutsche Gesellschaft für Endokrinologie, Hormone und Stoffwechsel, https://www.endokrinologie.net/krankheiten-conn-adenom.php, 28.10.2020.

Krebsgesellschaft.de, Bauchspeicheldrüse – Anatomie und Funktion, https://www.krebsgesellschaft.de/onko-internetportal/basis-informationen-krebs/krebs-arten/bauspeicheldruesenkrebs/anatomie-und-funktion.html, 31.10.2020).

Spektrum, Lexikon der Biologie, Aldosteron, (https://www.spektrum.de/lexikon/biolo-gie/aldosteron/1971, 28.10.2020).

Spektrum, Lexikon der Biologie, Mastzellen, https://www.spektrum.de/lexikon/biolo-gie/mastzellen/41363, 25.10.2020.

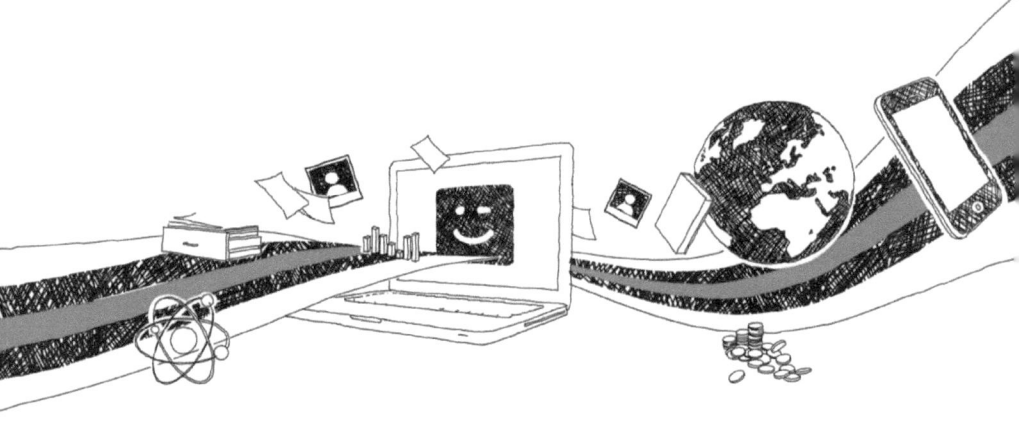
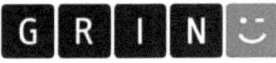